Je dispose actuellement de trois cas, auxquels je joindrai en note deux nouvelles analyses provenant de malades dernièrement observés avec le docteur Roger.

I. — Fièvre de Malte banale
sans phénomènes méningés.

Cette première analyse (n° 1 du tableau ci-après) est celle du liquide céphalo-rachidien d'un malade du service du docteur Rauzier (n° 34 de la salle Fouquet).

Le début de l'affection remonte au 15 décembre dernier.

Pendant trois semaines, la température oscilla aux alentours de 39° sans que le malade accusât d'autres symptômes que de la céphalée et de la constipation.

Survient ensuite une période d'apyrexie bientôt suivie d'une nouvelle poussée fébrile avec température de 38,5 et 39° et toujours un peu de céphalée et de constipation.

Une ponction lombaire pratiquée à ce moment par le docteur Roger (25 janv.) montre un liquide clair.

ration utilisés depuis quelques années pour interroger l'organisme malade a nécessité l'emploi des termes *très justifiés* de *réaction méningée clinique*, *réaction méningée chimique*, *bio-chimique*, *cytologique*, etc., qui répondent à des *dissociations* que l'on observe parfois.

Dans un article récent, je distinguais, avec le docteur Gaujoux, des méningites cliniques, des méningites chimiques, et des méningites cytologiques. Ainsi suivi d'un qualificatif (chimique, cytologique, etc.), le terme de *réaction méningée* me paraît conserver une précision suffisante. Mieux vaudrait dire peut-être la *réaction rachidienne*, le terme de *méningée* semblant impliquer que seules les méninges participent à la réaction.

Le séro de Wright, recherché par M. La-griffoul, ayant été positif, et rien de nerveux n'étant à signaler chez ce malade, nous sommes autorisés à conclure à *fièvre de Malte banale sans réaction méningée.*

L'analyse chimique du liquide céphalo-rachidien n'offre de son côté rien de particulier ; les chiffres obtenus se superposant à ceux de la composition moyenne du liquide céphalo-rachidien normal rapportés en dernière colonne du tableau n° 1.

Le sucre seul mériterait une mention spéciale, mais c'est là un point sur lequel nous reviendrons.

Les cas suivants sont ceux de fièvre de Malte avec manifestations méningées.

II. — Fièvre de Malte avec phénomènes méningés initiaux.

L'analyse n° 2 est celle d'un malade du service du professeur Carrieu (n° 15 de la salle Combal). — C'est une fièvre de Malte qui a débuté brusquement, le 15 janvier dernier, par un mal de gorge et des frissons chez un homme de 35 ans. Les jours suivants, état nauséeux avec céphalée et constipation. Le 25, à l'examen, le malade accuse des douleurs abdominales et de la courbature, la langue est sale et la gorge rouge. A l'auscultation : en avant on relève quelques signes de bronchite ; en arrière un peu de congestion pleuro-pulmonaire à la base gauche. La pression des apophyses épineuses dor-

LE
LIQUIDE CÉPHALO-RACHIDIEN
DANS LA FIÈVRE DE MALTE
ET LA FIÈVRE TYPHOÏDE

ANALYSES CHIMIQUES ET FORMULES

Par W. MESTREZAT,

Chef de travaux à la Faculté de médecine de Montpellier.

A la suite des tout récents et si intéressants travaux de MM. Lagriffoul et Roger (1), Rauzier (2), Cantaloube (3), Mme Gaussel (4),

---

(1) ROGER. La fièvre de Malte. Revue générale. *Gaz. des hôp.*, 22 et 29 janvier 1910.

LAGRIFFOUL, ARNAL et ROGER. La fièvre de Malte dans l'Hérault. Soc. de biol., 7 janv. 1910, et *Montpellier médical*.

LAGRIFFOUL et ROGER. Sur la persistance de la séro-réaction de Wright dans la fièvre de Malte. Soc. de Biol., 15 janvier 1910.

LAGRIFFOUL, ARNAL et ROGER. Fièvre de Malte et dothiénentérie. Soc. de biol., 29 janvier 1910.

LAGRIFFOUL et ROGER. Fièvre de Malte avec symptômes hépatiques prédominants. Soc. sc. médic. de Montpellier, 22 février 1910.

LAGRIFFOUL et ROGER. Diasgnostic rétrospectif de la fièvre de Malte. Soc. sc. méd. Montpellier, 4 mars 1910.

LAGRIFFOUL et ROGER. La fièvre de Malte en France. Acad. des sciences, 21 mars 1910.

(2) Professeur RAUZIER. Leçon clinique. *Province médicale*, 12 mars 1910.

RAUZIER et ROGER. Un cas de fièvre de Malte ayant duré plus de 6 mois. Soc. des sc. méd. de Montpellier, 28 janvier 1910.

(3) CANTALOUBE. *Montpellier médical*, février 1910.

(4) GAUSSEL. Soc. des sc. médicales, 28 janvier 1910.

la fièvre de Malte vient de conquérir une place importante en clinique.

Endémique dans nos régions (Lagriffoul et Roger), elle n'avait point jusqu'ici été diagnostiquée et fut tour à tour étiquetée typhoïde, grippe ou tuberculose au début.

La fréquence même de cette affection et les confusions qui peuvent se produire rendent doublement intéressants les efforts que le laboratoire peut tenter pour chercher à mieux isoler et à pénétrer plus avant cette curieuse maladie.

Je dois à l'obligeance de MM. Roger et Bousquet d'avoir pu examiner au point de vue chimique quelques liquides céphalorachidiens de malades atteints de fièvre de Malte. Ce sont dans cet ordre d'idées les premières recherches qui aient été tentées (1).

Fidèle aux principes qui m'ont guidé dans mes études antérieures sur le liquide céphalorachidien, je me suis efforcé de déterminer dans chaque cas, par une analyse minutieuse, la *formule chimique complète* qui permet seule de pénétrer le chimisme de chaque malade, et de saisir, au cas échéant, telle *réaction méningée* (2) dans ses allures générales ou particulières.

---

(1) Au point de vue cytologique, quelques faits sont déjà acquis ; nous poursuivons, avec MM. Lagriffoul et Roger, l'étude bio-chimique de ce liquide. Soc. de Biolog., fév. 1910. — LAGRIFFOUL, MESTREZAT et ROGER. Le liquide céphalo-rachidien dans la fièvre de Malte.

(2) (Chimiquement parlant.) — Le terme de *réaction méningée* a été, en effet, compris de façons très diverses. Sans vouloir entrer ici dans de longues explications, je dirai seulement que la variété même des moyens d'explo-

sales et lombaires est douloureuse; le malade présente une légère raideur de la nuque et un peu de Kernig, les pupilles sont dilatées. Séro de Wright positif.

En un mot : *fièvre de Malte au début avec phénomènes méningés.*

La ponction lombaire pratiquée le 27 janvier, soit le douzième jour de l'affection, par le docteur Bousquet, montre un *liquide sous tension*, donnant par centrifugation un *culot appréciable* formé presque exclusivement de *lymphocytes*.

Comme aspect, le liquide est un peu xanthochromique, indice d'un léger degré de *congestion méningée.*

L'analyse chimique ne révèle cependant pas grande *réaction*; le chiffre d'*albumine* est à peine différent de la normale; seuls les *chlorures* présentent un abaissement qui, malgré sa faible grandeur en valeur absolue n'en est pas moins pathologique (1). En somme, les modifications de composition et d'aspect, bien que réelles, n'en restent pas moins peu marquées dans le cas qui nous occupe. Nous pourrions en déduire — si tant est que le parallélisme trouvé, pour d'autres affections (2), entre les modifications de la

---

(1) Les chlorures ont dans le liquide céphalo-rachidien un sens particulièrement fixe, à tel point que dès que leur chiffre approche de 7 grammes par litre on peut le considérer comme anormal.

(2) V. MESTREZAT. Le liquide céphalo-rachidien dans la méningite cérébro-spinale. Méningocoques. *Association française pour l'avancement des sciences. Congrès de Lille*, 1909.

BOUSQUET ET MESTREZAT. Valeur de la ponction lombaire dans les méningites. *Montpellier médical*, février 1910.

composition du liquide céphalo-rachidien et l'importance des lésions méningées soit ici applicable, — que les lésions présentées par notre malade sont seulement *légères* en dépit de la symptomatologie clinique, peut-être un peu chargée, qu'il présente. De fait, l'évolution ultérieure de ce cas, autorise et justifie ce raisonnement. Quelques jours à peine après la ponction, toutes les manifestations rachidiennes notées ci-dessus ont rapidement regressé. Une rechute, sans troubles nerveux, est venue confirmer le diagnostic de fièvre de Malte. Actuellement (fin février) notre malade est complètement rétabli.

A ce point de vue nous pourrions lui opposer le malade suivant qui, lui, n'a pas bénéficié d'une guérison aussi prompte de ses lésions nerveuses.

III. — Fièvre de Malte avec phénomènes méningo-médullaires tardifs.

Cette troisième analyse va nous présenter un liquide céphalo-rachidien bien plus modifié dans sa composition que le liquide précédent.

Il s'agit d'un malade dont l'observation si intéressante a fait l'objet d'une leçon du professeur Rauzier (1) et d'une communication à la Société des sciences médicales de Montpellier, de MM. Rauzier et Roger (2).

---

(1) Rauzier. *Province médicale*, 12 mars 1910.

(2) Rauzier et Roger. Un cas de fièvre de Malte ayant duré plus de six mois, loc. cit.

Qu'il me suffise donc de dire que, depuis son entrée dans le service (8 juillet 1909), ce malade a présenté une série de poussées fébriles de durées variables, à peine séparées les unes des autres par quelques jours d'apyrexie.

L'état général est, malgré tout, resté bon.

Au point de vue nerveux, rien de particulier à signaler dans les premiers mois de son affection, sauf peut-être une névralgie sciatique ayant duré quelques jours, en octobre.

C'est seulement en décembre, au cours d'une nouvelle poussée de fièvre avec association éberthienne (1), que notre malade a présenté toute une série de phénomènes médullaires des mieux caractérisés.

Le 10, il se plaint de fourmillements dans les membres inférieurs ; les réflexes sont vifs des deux côtés, tant aux membres inférieurs qu'aux membres supérieurs. On trouve de la trépidation épileptoïde des pieds, du Babinski bilatéral. La motilité volontaire est intacte toutefois, malgré une asthénie générale. Pas de contractures, pas de troubles des sphincters, pas de Kernig ; les pupilles sont normales.

La ponction lombaire, pratiquée en pleins accidents nerveux, le 13 décembre, par le docteur Roger, ramène un *liquide clair*

_____

(1) A côté de la séro-réaction de Wright, celle de Widal l'était en effet également.

donnant un très léger culot par centrifugation.

L'analyse chimique accuse un chiffre d'*albumine* supérieur à la normale; le taux
des *chlorures* est abaissé de près d'un
gramme (1); l'extrait lui-même est modifié.

Chimiquement parlant, la *réaction méningée* est donc manifeste et parfaitement
d'accord avec l'observation clinique. Nous
sommes donc portés, dans le cas actuel, à
penser que les lésions médullaires seulement sont *trop réelles* ici. La suite des faits,
effectivement, nous a donné raison; actuellement, bien que ne présentant plus les
symptômes généraux de la fièvre de Malte
ou de la dothiénentérie, notre malade reste
impotent, accusant des troubles graves de
la motilité des membres inférieurs qui
l'obligent à se traîner avec peine sur deux
cannes (fin février 1910).

Le tableau ci-joint collige les résultats
analytiques que nous venons d'obtenir :

Ces trois analyses de liquides céphalo-rachidiens dans la fièvre de Malte — aux-
quelles nous pourrions joindre deux nou-
veaux cas (2) — représentent, semble-t-il,

---

(1) Un pareil abaissement ne se retrouve en général
que dans des états méningés *très graves* : Méningites
cérébro-spinales, grippales, etc.

(2) (109). *Fièvre de Malte sans phénomènes méningés.*
(*in* Soc. de biologie avec Lagriffoul et Roger, fév. 1910) :
albumine, 0,35 ; — chlorures, 7,18 ; — sucre, 0,71 ; — extrait, 11,20 ; — cendres, 8,40, — *légère réaction lymphocytaire.*

(222) *Fièvre de Malte avec légère réaction du liquide
céphalo-rachidien* : albumine, 0,18 ; — chlorures, 7,04 ;
— sucre, 0,71 ; — léger culot, réaction lymphocytaire.

TABLEAU N° 1

(Résultats en grammes par litres.)

	FIÈVRE DE MALTE			Composition moyenne du liquide céphalo-rachidien normal (1)
	N° 1	N° 2	N° 3	
	Sans phénomènes méningés	Avec phéno. méningés.		
		Initiaux	Tardifs	
	(108)	(107)	(96)	—
Couleur...	0	très lég. xantho-chromie	0	0
Albumine.......... ...	0,16	0,20	0,32	0,13
Chlorures.....	7,17	7,07	6,36	7,31
Sucre............. ...	0,72	0,78	—	0,54
Extrait........... ...	10,83	11,0	10,0	10,92
Cendres...........	8,60	8,30	—	8,88
Examen cytologique.	—	lympho-cytose	léger culot	0

les trois types de liquide céphalo-rachidien que l'on puisse rencontrer dans cette affection :

Liquides normaux, — liquides légèrement modifiés, — liquides profondément remaniés dans leur composition.

Elles nous permettent quelques déductions :

---

(1) W. Mestrezat. Soc. chimique de France. Sect. de Montpellier, 17 nov. 1910.

a) **En** *l'absence de symptomatologie mé-ningée*, le liquide céphalo-rachidien a, dans la fièvre de Malte (sa teneur en sucre mise à part), *une composition normale*;

b) L'existence de *phénomènes nerveux* entraîne des modifications de la composition chimique et quelquefois de l'aspect du liquide de ponction ;

c) A la *réaction clinique* correspond une *réaction chimique* plus ou moins pro-noncée, et la grandeur de cette dernière n'est pas sans importance au point de vue *pronostic*;

d) La réaction méningée dans la fièvre de Malte se traduit par les modifications sui-vantes :

L'*albumine* est augmentée, mais d'une façon très modérée seulement ;

Les *chlorures* sont diminués d'une quan-tité parfois importante, en tous cas toujours sensible. A tel point que, bien plus que l'albumine, ce sont eux qui par leurs varia-tions nous paraissent devoir caractériser la réaction méningée de la fièvre de Malte ;

L'*extrait* est aussi abaissé;

Les *cendres* ne sont pas touchées;

Quant à la *couleur* et à la *formule* cyto-logique, nous avons signalé chemin faisant leurs modifications (xanthochromie et lym-phocytose) (1).

---

(1) Remarquons que la « réaction cytologique « est assez fréquente dans la fièvre de Malte. Nous aurons l'oc-casion d'y revenir à propos de la typhoïde.

Le *sucre* présente, lui, un taux tout aussi élevé, qu'il y ait ou qu'il n'y ait pas de phénomènes méningés.

Cette hyperglycosie constante du liquide céphalo-rachidien dans la fièvre de Malte nous paraît d'autant plus intéressante à signaler que nous allons la voir manquer dans la typhoïde.

** **

A des titres divers, il me semble, en effet, utile de donner, à côté des résultats précédents, quelques chiffres obtenus dans l'analyse du liquide céphalo-rachidien des fièvres typhoïdes.

Voici, comme exemple, cinq cas de cette affection :

I. — Fièvre typhoïde banale.

Il s'agit d'une fièvre typhoïde chez un garçon de quatorze ans, entré, en mai dernier, dans le service des maladies des enfants, et ponctionné par le docteur Gaujoux. Rien de méningé à signaler chez lui ; ponction le quinzième jour de la maladie. Guérison en quelques semaines.

II. — Typhoïde avec un peu de raideur de la nuque.

Le liquide n° 2 est celui d'un malade ponctionné, le 23 avril 1909, dans le service du docteur Vires et ayant présenté une très légère raideur de la nuque.

III. — *Typhoïde avec phénomènes méningés.*

C'est une typhoïde du service du professeur Rauzier (salle Fouquet, n° 34, déc. 1909), dans laquelle sont à noter une céphalée particulièrement violente et des douleurs à la pression de la colonne vertébrale. Pas de Kernig. — Guérison. Mais, pendant toute la convalescence, la céphalée et les douleurs ont persisté.

Ponction le 8 décembre 1909, par le docteur Roger qui ne trouve pas de réaction cytologique.

IV. — *Typhoïde avec graves phénomènes ataxo-adynamiques.*

Provient de chez le professeur Carrieu (salle Bichat, n° 17, oct. 1909), c'est une typhoïde, chez une jeune femme, avec *phénomènes ataxo-adynamiques* (tremblement des lèvres, délire, carphologie, soubrésauts tendineux, coma) et mort au dix-huitième jour.

La ponction lombaire fut pratiquée chez elle seulement quelques heures avant l'exitus.

V. — *Typhoïde avec phénomènes ataxo-adynamiques graves.*

Cette dernière analyse est celle d'un malade du service du professeur Rauzier (salle Fouquet, n° 11, avril 1909), qui a présenté de graves phénomènes ataxo-adynamiques (contractures, carphologie, mouvements ataxiques). Pas de paralysies cependant, pas de troubles de la sensibilité, réflexes normaux, pas de Kernig, pupilles normales.

La ponction lombaire fut, comme dans le cas précédent, pratiquée très peu de temps seulement avant la mort.

Le tableau ci-après consigne les chiffres de ces cinq analyses :

Les deux premières, nous le voyons, présentent une composition normale.

TABLEAU N° 2

(Grammes par litres.)

	FIÈVRE TYPHOÏDE				
	N° 1	N° 2	N° 3	N° 4	N° 5 (1)
	Sans phéno. nerveux	Avec un peu de raideur de la nuque	Avec phénomènes méningés	Avec phénomènes ataxo-adynamiques graves	
	(28)	(38)	(98)	(82)	(32)
Couleur. ...	0	0	0	0	0
Albumine....	0,13	0,15	0,32	0,13	2,10
Chlorures...	7,22	7,31	6,85	6,99	7,50 (1)
Sucre.......	0,50	0,50	0,42	1,06	0,62
Extrait ...	—	10,82	11,76	10,75	—
Cendres.....	—	8,20	—	8,25	—
Examen cytologique..	0	0	0	—	—

(1) Nous donnons cette analyse plutôt à titre de curiosité, les chiffres d'albumine et de chlorure dénotant des lésions assez graves du système hépatico-rénal.

Les trois autres: typhoïdes avec phénomènes nerveux, sont au contraire modifiées dans leurs divers constituants.

L'*albumine*, contrairement à ce qui a lieu dans d'autres circonstances, est ici, comme dans la fièvre de Malte, peu touchée.

Les *chlorures*, par contre, font comme précédemment les frais de la *réaction méningée*.

L'*extrait* ne présente rien de particulier.

Le *sucre* est *normal* ou hypo.

Donc, dans la typhoïde comme dans la fièvre de Malte, l'existence chez un malade de phénomènes méningés retentit sur la composition du liquide céphalo-rachidien.

Nous sommes peut-être seulement frappés, au point de vue de l'*examen cytologique* de ces liquides, de ne pas avoir rencontré sur ces cinq analyses une seule qui nous ait montré une *réaction leucocytaire*, alors que cette réaction semble au contraire fréquente dans la fièvre de Malte.

*

* *

Si nous rapprochons maintenant ces résultats de ceux que nous avons obtenus dans la fièvre de Malte, nous ne pouvons manquer d'être frappés des ressemblances qui existent entre la *composition* des liquides céphalo-rachidiens et le *mode de réaction méningée* de ces deux affections.

Un fait important sépare cependant absolument ces deux liquides et rend la ressemblance plus apparente que réelle.

Un coup d'œil jeté sur les tableaux précédents, nous montre en effet dans les deux
cas des taux de sucre très différents :

*En proportion notable dans la fièvre de
Malte, le sucre est au contraire hypo ou
normal dans la fièvre typhoïde.*

Les chiffres que nous avons obtenus jusqu'ici sont catégoriques sur ce point : nous
n'avons jamais trouvé moins de 0 gr. 70 de
glucose par litre dans nos fièvres de Malte,
et cela récemment encore dans deux nou-
veaux cas. Au contraire, dans la typhoïde,
le taux du sucre ne dépasse guère 0 gr. 50
par litre ; les valeurs élevées trouvées dans
les analyses n° 4 et n° 5 n'infirmant pas
cette composition (1).

On ne saurait donc assimiler au point de
vue chimique ces deux liquides et par
suite *physio-pathologiquement* ces deux
affections, les modifications humorales du
liquide céphalo-rachidien, la « *réponse de
l'organisme* » n'étant pas les mêmes pour
chacune d'elles.

Ces différences que nous a révélées l'examen chimique du liquide céphalo-rachidien
se retrouveraient vraisemblablement sous
des formes diverses pour d'autres humeurs
ou d'autres sécrétions.

La question de l'origine de ces différences soulèverait également des problèmes

---

(1) Il s'agit en effet dans ces cas de ponctions faites tout
à fait *in extremis ; quelques heures seulement avant la
mort,* dans des conditions où il est de règle de trouver de
l'hyperglycosie.

des plus intéressants, mais que nous ne saurions aborder aujourd'hui sans formuler d'hypothèses ; qu'il nous suffise dès lors dans cet article de les avoir signalées.

En quelques mots, les paragraphes précédents peuvent se résumer de la façon suivante :

1° Dans la fièvre de Malte comme dans la fièvre typhoïde sans manifestations nerveuses le liquide céphalo-rachidien, le sucre mis à part, a une composition *normale* ;

2° L'existence de phénomènes méningés ou ataxo-adynamiques dans ces affections entraîne au contraire des modificatioas souvent importantes de la composition de cette humeur, se traduisant principalement par une modification du chiffre des *chlorures* et de l'albumine;

3° Ces modifications sont en rapport avec l'étendue ou la gravité des lésions ; la grandeur de cette « *réaction méningée chimique* » fait en grande partie le *pronostic*;

4° Une différence importante sépare cependant les liquides céphalo-rachidiens de fièvre typhoïde et de fièvre de Malte. Le taux du sucre est *normal* ou hypo dans la première ; il s'est toujours montré *hyper* dans les cas de fièvre de Malte qu'il m'a été donné d'examiner.

Paris.— Imprimerie Levé, 17, rue Cassette.